DOCTEUR Stella CARPENTIER

PRURIT VULVAIRE

De la cause au traitement homéopathique

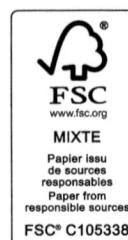

© 2013, Stella Carpentier
Edition : BoD - Books on Demand
12/14 rond-point des Champs Elysées, 75008 Paris
Imprimé par Books on Demand GmbH,
Norderstedt, Allemagne
ISBN : 9782954103105
Dépôt légal : Juin 2013

Docteur Stella Carpentier

PRURIT VULVAIRE

De la cause au traitement homéopathique

Du même auteur :

Homéopathie et règles
ISBN 978-2-7466-3984-3
Auto édition Dr Carpentier
Parution octobre 2011

Les médicaments homéopathiques des symptômes menstruels

Le sommeil des médicaments homéopathiques

à P & J,

AVANT-PROPOS

Ce travail a pour point de départ la lecture du fameux livre du Docteur Léa De Mattos intitulé *le prurit vulvaire* (travaux du centre homéopathique de France publié sous la direction de Léon Vannier dans le cadre des monographies thérapeutiques aux Editions Doin).

Le prurit vulvaire est un symptôme et pas une maladie. Comme pour tout motif de consultation en homéopathie, il faudra garder à l'esprit que chaque femme présente *son* symptôme « prurit vulvaire » accompagné de ses propres lésions, sensations, signes concomitants qui évoluent sur *son* propre terrain.
Ceci est très intéressant pour l'homéopathe qui a à sa disposition, outre les médicaments de symptômes lésionnels physiques, les médicaments d'émotion et de comportement. Les médicaments de terrain pourront atteindre le caractère psychogène ou dit idiopathique du prurit, là ou les traitements allopathiques montreront leurs limites.

La physiopathologie du prurit est complexe et comprend des éléments neurovégétatifs, allergiques mais aussi psychogènes.
Le prurit est déclenché par des médiateurs dont le plus connu est l'histamine, synthétisée principalement par

les mastocytes, mais également par les kératinocytes.
D'autres substances ont été identifiées comme médiatrices, il s'agit de la sérotonine, l'acétylcholine, certaines endorphines, la substance P…

S'il existe différents neuromédiateurs susceptibles d'induire un prurit, il ne semble pas exister de récepteur cutané spécifique du prurit. Il n'y a pas non plus d'aire spécifique du prurit dans le cerveau humain. Le message est véhiculé par des fibres sensitives de type C, à conduction lente, mais distinctes des fibres de la douleur et différentes des fibres proprioceptives. Comme les douleurs, les prurits peuvent s'expliquer par deux types de mécanismes : stimulation excessive locale ou générale de voies de conduction saines ou troubles anatomiques ou fonctionnels des voies de conduction.

Enfin, beaucoup de prurits sont attribués par défaut à une origine psychogène (prurit sine materia),
traduisant notre méconnaissance de leurs mécanismes physiopathologiques… et notre difficulté à les traiter.

Devant un prurit vulvaire il faudra rechercher s'il s'agit d'un prurit aigu ou chronique, s'il y a des lésions primaires associées ou des lésions secondaires liées au grattage, à quel moment de la vie de la femme survient ce prurit, et s'il existe un facteur déclenchant.
Il est certes important de traiter les lésions et sensations liées au prurit mais avant tout il convient d'en déterminer la cause pour l'évincer ou la traiter.

C'est pour cela que ce livre traite des médicaments homéopathiques selon la cause du prurit ; seront abordés successivement les causes infectieuses vulvo vaginales et en particulier les mycoses, les causes dermatologiques, les maladies générales pouvant être associées à un prurit vulvaire et le prurit sine materia, car dans environ 50% des cas on évoque une origine psychosomatique au prurit, c'est-à-dire qu'on aura un prurit sans lésion sauf peut être les lésons de grattage. Enfin seront abordés les prurits selon les périodes de vie et pour conclure les petits moyens, les traitements locaux et l'adaptation des règles hygiéno diététiques à mettre en œuvre face à un prurit vulvaire récalcitrant.

QUELQUES MOTS SUR L'HOMÉOPATHIE...

L'homéopathie permet de soulager des symptômes grâce à des médicaments dilués et dynamisés, le plus souvent sous forme de granules.

La clé du traitement est de trouver le bon médicament, et pour cela il faut arriver à raccorder le ou les signes du patient avec celui ou ceux répertorié(s) dans la matière médicale d'un médicament, selon le principe de similitude.
L'énoncé du principe de similitude est le suivant : si une substance est capable de donner des signes chez un sujet sain, on peut penser que cette même substance, une fois diluée et dynamisée, pourra traiter un malade présentant des signes identiques à ceux observé chez le sujet sain exposé à cette substance.
Chaque souche homéopathique a donc été étudiée sur des sujets sains et ses différents signes recensés : c'est ce qu'on appelle faire la pathogénésie du médicament. Une matière médicale est un recueil des pathogénésies de chaque souche.

Il existe environ 3000 souches, végétales, animales ou minérales.

Les dilutions sont exprimées en CH c'est-à-dire Centésimale Hahnemannienne. Plus le CH est grand, plus la dilution est importante. Pour faire simple, il faut retenir que on utilise plutôt les basses dilutions (5CH) pour les signes lésionnels (vésicule, éruption, aphtes…), les moyennes dilutions (9CH) pour les signes fonctionnels (douleur, constipation,…) et les hautes dilutions 15 CH dans les signes psychiques ou moraux (tristesse, excitation, peur…).

Prenons maintenant un exemple concret : un sujet X qui absorbe trop de café (coffea) déclenche une insomnie avec hyperhydéation : cette description fait partie de la pathogénésie de coffea. Si un sujet Y vient en consultation et explique qu'il ne dort pas bien la nuit car les pensées se bousculent dans sa tête au point de le maintenir éveiller, on est en droit de penser que ce patient est justiciable de coffea. C'est le principe de similitude. Les signes qui ont été observés chez un sujet sain X exposé au médicament non dilué correspondent aux signes présentés par le malade Y qui est justiciable du médicament.
On ne pourrait pas traiter l'insomnie du sujet en lui préconisant de reprendre une tasse de café en cas de réveil nocturne !! Par contre on a montré que si on utilise le médicament similaire (en l'occurrence coffea) à des doses infinitésimales et après dynamisation

(c'est-à-dire après l'avoir secoué), on obtient de palier le symptôme, donc on donnera au patient coffea 9CH ou 15CH par exemple 3 granules en cas de réveil.

INTERROGATOIRE ET BILAN DEVANT UN PRURIT VULVAIRE

L'INTERROGATOIRE

Il faudra rechercher :

-la date de début du prurit.

-les événements liés à ce début : déception, deuil, « choc émotionnel », changement professionnel, traitement concomitant ou précédant, utilisation de produits d'hygiène…

-le mode d'évolution : aigu, récent, chronique, par crises.

-la rythmicité : horaires journaliers, saisonniers, liaison avec le cycle ou les événements de la vie génitale comme la grossesse ou la ménopause…

-le retentissement sur le mode de vie : vie quotidienne, professionnelle, sexualité, syndrome dépressif réactionnel.

-les facteurs aggravants : bain, lavage, sudation, chaleur, contact, stress, rapports sexuels…

-les facteurs calmants : grattage, repos, application de topiques…

-les traitements déjà entrepris et leurs effets.

 -les traitements simples qui n'ont pas été entrepris.
En particuliers on voit des femmes consultant pour prurit vulvaire depuis plusieurs semaines voire mois qui présentent une simple mycose et qui n'ont jamais eu de véritable traitement anti fongique local bien conduit !

-l'existence d'un prurit collectif.

LE BILAN

L'examen clinique permet d'objectiver ou pas des lésions primaires ou de simples lésions secondaires au grattage.

En cas de prurit sans cause apparente, il convient de passer en revue par des examens d'exclusion les principales étiologies, en particulier générales, car d'une part le traitement d'un prurit est avant tout le traitement de sa cause, et d'autre part un prurit localisé peut être l'expression d'une pathologie générale.

On pourra ainsi être amené à réaliser en fonction de chaque cas et selon l'orientation étiologique:

- NFS, plaquettes
- VS, CRP
- urée, créatinine
- bilan hépatique
- glycémie à jeun
- bilan martial
- TSH us, T3, T4
- électrophorèse des protéines
- sérologie VIH, hépatites A, B, C, amibe, douve, toxocarose
- examen parasitologique des selles
- radiographie de thorax
- échographie abdominale

LES VULVO VAGINITES

LES MÉDICAMENTS DE VULVO VAGINITES

CANTHARIS
-la vulve est rouge avec une sensation de brulure, il peut y avoir des vésicules
-le prurit vulvaire change de place continuellement comme avec une puce
-un ténesme vésical, une cystalgie ou une dysurie sont souvent associés
-amélioration à la chaleur
-aggravation par le froid

KALIUM CARBONICUM
-le prurit vulvaire survient entre 2 et 5 heure du matin
-aggravation après les rapports sexuels

KREOSOTUM
-le prurit se situe surtout au niveau du vestibule avec une certaine excitation sexuelle

-La vulve est le siège de lésions excoriantes et fétides, sanguinolentes, avec aspect similaire du vagin et même parfois ulcération du col
-les leucorrhées sont très irritantes
-amélioration par la chaleur
-aggravation en urinant

LAC CANINUM
-le prurit donne une impression d'un insecte rampant sur les grandes lèvres
-l'alternance de latéralité est un élément important de valorisation du médicament
-contrairement à **CANTHARIS** il n'y a pas de signes fonctionnels urinaires associés

MERCURIUS SOLUBILIS
-leucorrhées visqueuses, jaunes verdâtres, excoriantes, fétides et sanguinolentes. Tendance ulcérative
-le prurit et les douleurs sont aggravés la nuit
-il y a une similitude entre la bouche mercurielle et la vulve

CAS PARTICULIER DES MYCOSES

Il faudra avant tout s'assurer qu'un traitement bien conduit des mycoses à répétition ou chroniques a été bien conduit. Il est donc nécessaire de se renseigner sur les traitements qui ont déjà été entrepris. Il ne faut pas hésiter à reprendre le traitement depuis le début, d'autant plus que la patiente a souvent vu plusieurs médecins qui ont chacun donné des traitements identiques ou différents. Cette technique permet de reprendre tout à zéro et de commencer le traitement sur des bases que l'on sait solides.

Il est nécessaire en premier lieu et très simplement de commencer par traiter localement avec des ovules et de la crème anti fongiques, utiliser un savon adapté, corriger les erreurs hygiéno comportementales.
Ce dernier point est très important : un comportement inadapté fréquemment retrouvé est la pratique du lavage intensif et ou du lavage intra vaginal. Ces comportements ont à voir avec les TOC (Troubles Obsessionnels Compulsifs) et il n'est pas rare, si on pousse l'interrogatoire, de retrouver des comportements de lavage des mains intensifs, de ménages répétés... ces éléments psychologiques vont aiguiller l'homéopathe vers les médicaments

comportementaux de terrain et seront donc pour lui très informatifs.

On pensera aussi à rechercher un facteur favorisant et tenter d'y remédier. On limitera la prise d'antibiotiques et on y associera des probiotiques ; en cas de fréquentation de la piscine on préconisera le port de tampons lors de l'activité, les bains de siège au bicarbonate de soude au retour de l'activité, voire le changement d'établissement mais pas l'arrêt de l'activité en tout cas pas à la première consultation.

On conseillera d'utiliser des sous-vêtements en coton, de préférer ceux limitant les frottements comme les culottes ou boxers, d'éviter les vêtements trop serrés qui favorisent la macération.

Il vaut mieux aller crescendo dans l'arsenal thérapeutique, en se laissant plusieurs niveaux de « cartouches », ce que les patientes comprennent très bien. La première consultation vise souvent à reprendre les éléments décrits ci-avant et à remettre la stratégie thérapeutique à plat. En cas de prurit anal associé surtout s'il y a d'autres troubles digestifs associés quels qu'ils soient, ajouter un traitement oral anti fongique à visée digestive peut se révéler très utile.

Il est aussi très important dans les situations qui durent de rétablir la flore vaginale après le traitement anti fongique grâce à des probiotiques locaux voire généraux.

L'homéopathie trouve sa place à plusieurs niveaux de la stratégie et du raisonnement thérapeutique.

① **Les médicaments symptomatiques**

ARSENICUM ALBUM
-sensations de brulure

DOLICHOS PRURIENS
-mycose très sèche
-prurit aggravé la nuit et par la chaleur

FAGOPYRUM
-prurit prédominant sur les zones pileuses qui entourent la vulve
-aggravation par le grattage et par la chaleur

HELONIAS
-pertes blanches épaisses
-s'associe volontiers à une cystite, à des douleurs utérines et des sensations de pesanteur

MERCURIUS SOLUBILIS
-sur le caractère corrosif de certaines pertes

Les **OVULES AU CALENDULA** sont très utiles en particuliers pour les brulures après les rapports.

② Le biothérapique CANDIDA ALBICANS

-en 15CH à raison de 1 dose par semaine sur plusieurs mois

③ Les médicaments du terrain

ARSENICUM ALBUM
-prurit brulant
-amélioration par la chaleur
-psychisme anxieux, méticuleux

ACTAEA RACEMOSA
-quand la mycose s'exacerbe pendant les règles

CALCAREA CARBONICUM OSTREARUM
-femme grasse au psychisme phobique
-mycoses liées aux perturbations intestinales

GELSEMIUM
-traumatisme pas forcément affectif mais moral

-atteinte psychique plus récente qu'avec **IGNATIA**

GRAPHITES
-femme grasse
-leucorrhée abondante et irritante contrastant avec un anus sec et fissuré

IGNATIA
-chagrin profond, traumatisme affectif (§ **GELSEMIUM**)

LACHESIS
-prurit amélioré par le froid (≠**SEPIA**)
-aggravation avant les règles et en cas de retard
-femme logorrhéique, jalouse, hypersensible, avec une tendance ecchymotique

LYCOPODIUM
-mycose survenant sur muqueuse desséchée
-troubles digestifs et surtout hépatiques associés
-psychisme maussade et misanthrope
-aggravation en fin d'après midi

MEDORRHINUM
-cystite associée
-région génitale nauséabonde

NATRUM MURIATICUM
-sécheresse et inflammation des muqueuses
-tristesse, dépression, désir de solitude

PSORINUM
-mycose et autres dermatoses diverses
-aggravation l'hiver et par le froid
-frilosité

SEPIA
-prurit amélioré par les applications chaude
-tout est aggravé en fonction du cycle avec maximum autour et durant les règles
-recrudescence en pré ménopause

STAPHYSAGRIA
-injustice vécue de façon humiliante
-viol de l'intégrité au sens le plus large

SULFUR
-muqueuses rouge vif, enflammées et très pruriantes
-sécrétions fétides
-aggravation à la chaleur

THUYA
-abus d'antibiotiques fréquent, notion de barrage sycosant
-psychisme dépressif et obsessionnel avec fréquentes insomnies
-femme infiltrée et cellulitique
-aspect général bouffi avec hypertrichose de la région pelvienne, varicosités diffuses

④ La flore vaginale

Outre les probiothiques locaux ou généraux, l'homéopathie peut aider à restaurer les flores digestives et vaginales.
Les biothérapiques intestinaux (1 dose par semaine) peuvent se révéler très utiles :
ENTEROCOCCINUM 9CH
CANDIDA ALBICANS 9CH
COLIBACILLINUM 9CH
PARATYPHOIDINUM B 9CH

⑤ Les conseils de mode de vie

Enfin quelques petits conseils qui sont souvent bien utiles comme les bains de siège au bicarbonate de soude aussi bien pour soulager le prurit en cas de crise que pour prévenir certaines récidives. En effet le bicarbonate de soude alcalinise le pH vaginal alors que la mycose est favorisée par les pH acides, comme ceux de la piscine par exemple. Par le même raisonnement je conseille parfois de boire de l'eau de Vichy qui à la propriété d'alcaliniser les sécrétions.

LES INFECTIONS Ă TRICHOMONAS

Elles peuvent être prurigineuses. S'y associent brulures et dyspareunies ainsi qu'une leucorrhée jaunâtre souvent abondante.
Le *METHRONODAZOLE* est le traitement de choix.
En cas de récidive il faut là aussi s'intéresser à la flore vaginale et s'atteler à la reconstruire.
Les traitements de terrain développés ci-avant peuvent être repris dans ce contexte.

LES CONDYLOMES

C'est aussi un motif de consultation de prurit d'apparition récente mais trainant et récidivant.
Les traitements homéopathiques symptomatiques utiles seront :

CINNABARIS
-condylome saignant facilement

NITRICUM ACIDUM
-condylome saignotant facilement
-situé à la jonction cutanéo muqueuse
-avec sensation d'écharde

STAPHYSAGRIA
-notion d'orgelets à répétition
-contexte de vexation vécue ou ressentie

Le traitement de fond fera appel à un médicament de la diathèse sycotique comme **THUYA** ou **MEDORRHINUM**

L'HERPÈS

L'herpès, en particulier en début de crise, peut se révéler par un prurit vulvaire.

ARSENICUM ALBUM
-plaque brulante et sèche
-peu de vésicules
-sensation de brulure très vive
-amélioration par les applications chaudes

BORAX
-herpès péri buccal et génital

-coexistence avec des aphtes

CANTHARIS
-plaque rouge très brulante
-peu de prurit mais beaucoup de brulure
-quelques vésicules légèrement suintantes
-cystalgie associée possible

CARBOLICUM ACIDUM
-prurit violent soulagé par le grattage mais suivi d'une brulure intense persistant longtemps
-vésicules à tendance ulcérative

CLEMATIS ERECTA
-vésicules et prurit
-localisation à la muqueuse vulvaire et en particulier aux grandes lèvres
-œdème sous jacent
-latéralité droite prédominante
-aggravation par la chaleur du lit mais aussi en se lavant à l'eau froide

CROTON TIGLIUM
-prurit intense et brulant, à tel point que la femme ne peut ni toucher ni gratter
-vésicules brulantes et enflammées puis croutes jaunâtres
-localisation préférentielle à la région génitale

HEPAR SULFUR
-anti infectieux
-éruption douloureuse sensible au toucher
-suintement de mauvaise odeur

NITRICUM ACIDUM
-vésicules suintantes saignant facilement
-douleur en écharde
-jonction cutanéo muqueuse

OCIMUM CANUM
-œdème vulvaire douloureux avec vésicules herpétiformes
-grande sensibilité au simple toucher
-association à un gonflement mammaire et une gastro entérite

MEZEREUM
-éruption vésiculeuse brulante
-sécrétions épaisses séchant en croutes blanc jaunes

RHUS TOXICODENDRON +++
-vésicules prurigineuses à toutes les phases de l'évolution
-brulure et œdème
-les vésicules contiennent un liquide aqueux
-érythème, squames et vésicules circonscrites par une rougeur
-parfois les vésicules s'ouvrent et se recouvrent de croutes sèches

-aggravation vers minuit, par l'humidité
-amélioration par le mouvement

RHUS VENENATA (VERNIX)
-prurit violent avec brulure
-éruption vésiculeuse brulante
-vésicules claires crevant facilement
-amélioration par la chaleur

SARSAPARILLA
-sur la modalité : crise au printemps

Il faut penser au biothérapique **VACINOCOCCINUM 15CH**, dont il faut prendre une dose le plus tôt possible en cas de début de crise. En prévention des récidives, 1 dose par semaine sur plusieurs mois.

LES CAUSES DERMATOLOGIQUES

LES CAUSES PARASITAIRES

① **Les vers**

On y pense en particulier chez l'enfant ou devant un prurit à recrudescence vespéral ou nocturne.
Il faudra ne pas hésiter à vermifuger.
On pensera à **CINA** devant un prurit vulvaire aggravé la nuit, en été, devant un prurit anal et ou nasal associé, et ou une incontinence urinaire nocturne associée.

② **La pédiculose pubienne ou phtiriase**

Le pou, appelé communément morpion, mesure environ 2mm, est de couleur brun gris. Les œufs et les

lentes sont attachés aux poils et apparaissent comme des petites taches blanches.
Le traitement est allopathique, l'homéopathie peut aider en traitant le terrain.

③ La gale

Le prurit vulvaire est possible, avec aggravation nocturne.
Le diagnostic se fait par l'examen des autres parties du corps, particulièrement les doigts et les poignets.
Le médicament homéopathique biothérapique est **PSORINUM**.

④ L'eczéma marginé de Hébra

Il est généralement provoqué par l'*épidermophyton* et le *trichophyton* des orteils ou des ongles infectés ; le mycète peut également être véhiculé par les sièges infectés de toilettes (le plus généralement dans les toilettes publiques) et par des vêtements de blanchisserie. L'infection peut également être transmise pendant des rapports sexuels.
La lésion typique consiste en une plaque érythémateuse.
Il peut compliquer d'autres dermatoses quand des corticoïdes locaux ont été utilisés.

Les médicaments homéopathiques symptomatiques utiles sont ceux vus en particuliers dans les chapitres consacrés aux mycoses et aux eczémas.

LE LICHEN

Le *lichen scléro atrophique* peut survenir à tout âge mais est plus fréquent après la ménopause. Il est responsable d'un prurit vulvaire chronique et d'un aspect blanc nacré, brillant puis ensuite d'une perte de relief des grandes et petites lèvres, et enfin de sténose de l'orifice vulvaire. Une atteinte péri anale est fréquemment associée.

Le *lichen plan* concerne les femmes en activité génitale.
Il est responsable de lésions papuleuses et pruriantes. Certaines plaques vulvaires localisées persistantes peuvent faire penser à une lésion de VIN. Une pigmentation post inflammation peut être résiduelle.
La muqueuse buccale doit être vérifiée.

Dans ces deux cas, lichen scléreux ou plan, le traitement allopathique consiste en une corticothérapie locale.

Les médicaments homéopathiques suivant pourront être intéressants :

ARSENICUM ALBUM +++
-remède clé du lichen
-lichen prurigineux voire brulant
-la démangeaison provoque une brulure mais le prurit disparait, cependant dès que la sensation de brulure disparait le prurit revient
-amélioration par les applications chaudes
-aggravation la nuit entre 0 et 2h

ARSENICUM IODATUM
-sujet âgé
-desquamation en larges lambeaux

PRIMULA OBCONICA
-éruption papuleuse à base indurée très prurigineuse
-aggravation la nuit

RADIUM BROMATUM
-amélioration par l'air frais et le mouvement continu

SARCOLACTICUM ACIDUM
-peau très sèche et très prurigineuse

LE PSORIASIS

La vulve est une localisation classique du psoriasis et il faut y penser devant un aspect épaissi de la peau, surtout s'il existe d'autres localisations du psoriasis.
Le psoriasis donne une lésion rouge caractéristique par son aspect bien limité, parfois squameux. Sur la vulve ces lésions ont volontiers un caractère fissuraire.
Il existe différents types de psoriasis mais trois représentent les localisations ano génitales les plus fréquentes : le psoriasis vulgaire, le psoriasis inversé et le psoriasis pustuleux généralisé.

Le traitement allopathique du psoriasis vulvaire est la corticothérapie.

Les traitements homéopathiques des lésions vulvaires ne diffèrent pas du traitement homéopathique des autres lésions psoriasiques.

① Le traitement symptomatique

ALUMINA
-prurit intolérable
-grattage jusqu'au sang
-éruption sèche

-aggravation à la chaleur du lit

ARSENICUM ALBUM
-lésion sèche desquamant finement
-prurit brulant
-amélioration par la chaleur

ARSENICUM IODATUM
-amélioration par la chaleur
-aggravation +++ en se lavant

HYDROCOTYLE
-peau épaissie
-desquamation abondante

KALIUM ARSENICUM
-éruption sèche se fissurant aux plis
-aggravation par la chaleur

PETROLEUM
-prurit brulant
-éruption squameuse fissurée
-aggravation par le froid
-autres localisations : paumes, cuir chevelu, oreilles
-douleurs articulaires concomitantes

SARAPARILLA
- aggravation la nuit, à la chaleur et au lavage

② **Le traitement de fond**

Il fait principalement appel à 2 diathèses, la *Luèse* avec **ARGENTUM NITRICUM, CINNABARIS, MERCURIUS SOLUBILIS, LUESINUM, AURUM** et la *Psore* avec **SULFUR, ARSENICUM ALBUM, NATRUM MURIATICUM, LYCOPODIUM, PSORINUM.**

LA MALADIE DE FOX FORDYCE

Elle affecte les glandes sudoripares apocrines et résulte d'une rétention de sécrétions. Le prurit est très intense.
Les lésons sont petites, de même couleur que la peau, papuleuses et nombreuses.
Le pubis et les grandes lèvres sont le plus souvent en cause, car ce sont les tissus où l'on trouve les glandes apocrines.
Une aggravation est possible pendant la grossesse et en post ménopause.
Le traitement allopathique consiste en une corticothérapie locale, l'ultraviolet thérapie (difficile dans cette région) ou la pilule.

LA DERMITE SÉBORRHÉIQUE

La prévalence vulvaire de la dermite séborrhéique est de 1 à 3 %. Sa cause est inconnue.
On retrouve souvent une peau rouge et enflammée, surtout sur les grandes lèvres, le périnée et le pubis
Excoriation et lichénification sont fréquentes et des infections secondaires peuvent avoir lieu. L'intensité du prurit est souvent plus marquée au niveau vulvaire que l'intensité des lésions cliniques.

Le traitement allopathique de la dermite séborrhéique fait appel aux crèmes imidazolées seules ou en association avec des corticoïdes.

Les traitements homéopathiques lésionnels et de terrain seront les mêmes que ceux utilisés dans l'eczéma ou le psoriasis en particulier et sont développés dans ces chapitres spécifiques.

L'ECZÉMA

L'eczéma de contact donne des lésions érythémateuses mal limitées, parfois œdémateuses,

vésiculeuses et suintantes dans les formes aigues ou sèches dans les formes chroniques, localisées initialement au site de contact avec l'allergène.
Il faut avant tout penser à rechercher l'allergène pour l'éliminer : lessive, gel douche, lingettes, serviettes hygiéniques, latex, préservatif, crème ou ovules contraceptifs, vernis à ongles…
Là encore le traitement homéopathique de la localisation vulvaire ne diffère pas des autres localisations.

① eczéma avec éruption érythémateuse

On pensera à **SULFUR** sur la périodicité d'une éruption sèche et squameus mais toutes les sortes d'éruptions peuvent se voir.

Les autres médicaments homéopathiques utiles seront :

BELLADONNA
-rougeur, chaleur, peau brulante

HYDROCOTYLE
-leucorrhée jaune
-prurit intolérable prédominant dans la région vulvaire et la plante des pieds

NATRUM CARBONICUM
-prurit général
-excitation sexuelle
-patiente mélancolique, agitée pendant un orage et pour qui la musique accentue les troubles

SEPIA
-le prurit n'est pas calmé par le grattage
-cicatrisation de coloration foncée (difficile à vérifier au niveau vulvaire mais intéressant s'il existe des lésions cutanées associées)

② **eczéma avec croutes**

BOVISTA
-éruption prurigineuse humide et crouteuse
-œdème sous cutané
-les lésions sont le plus souvent localisées à la vulve, le coccyx ou le cuir chevelu
-prurit intolérable du coccyx : se gratte jusque la région devienne dure et douloureuse
-aggravation le matin
-notion de diarrhée avant les règles, et souvent de sensation de gonflement généralisé.

CAUSTICUM
-prurit vulvaire provoqué par un trouble urinaire surtout pendant le premier sommeil
-troubles articulaires associés
-chez une femme émaciée

HYDRASTIS
-eczéma avec croutes épaisses et brulantes
-peau jaunâtre
-contexte de constipation

③ **eczéma avec vésicules**

ANACARDIUM
-éruption vésiculeuse et vésiculo pustuleuse
-prurit aggravé par la chaleur (≠ **RHUS TOXICODENDRON**)

CANTHARIS
-brulure intense
-vésicule pouvant aller jusqu'à la phlyctène

CROTON TIGLIUM
-démangeaisons corrosives des organes génitaux externes avec vésicules
-les vésicules deviennent pustuleuses, se recouvrant d'une croute jaunâtre

-éruption si douloureuse au toucher qu'elle interdit tout grattage

DULCAMARA
-les vésicules sont plus volumineuses
-alternance des troubles vulvaires avec une diarrhée

JUGLANS REGIA
-éruption avec vésicules sur peau rouge et prurigineuse
-key note : sensation de lévitation

RHUS TOXICODENDRON
-vésicules prurigineuses à toutes les phases de l'évolution
-les vésicules contiennent un liquide aqueux
-brulure et œdème
-érythème, squames et vésicules circonscrites par une rougeur
-parfois les vésicules s'ouvrent et se recouvrent de croutes sèches
-prurit vulvaire aggravé vers minuit, par l'humidité
-amélioration par la chaleur

RHUS VENENATA (VERNIX)
-plus corrosif que **RHUS TOXICODENDRON** : c'est un **RHUS TOXICODENDRON** aggravé
-vulve rouge avec des vésicules
-amélioration par l'eau chaude
-aggravation par le grattage

④ eczéma avec pustules

GRAPHITES
-les localisations les plus fréquentes sont la face et le cuir chevelu mais on peut voir au niveau vulvaire des lésions justiciables de ce médicament
-les lésions suintent comme du miel
-le prurit vulvaire augmente avant les règles
-leucorrhées comme de l'eau abondantes et excoriantes

HYDROCOTYLE
-leucorrhées jaunes

MEZEREUM
-le prurit vulvaire peut être essentiel ou accompagné de pustules avec des croutes blanchâtres
-le prurit change de place immédiatement après le grattage
-sensation de brulure
-aggravation par la chaleur, le grattage
-amélioration par le froid

LES CANCERS DE LA PEAU

Ce sont des étiologies rares comparativement aux autres mais il faut les garder à l'esprit du fait de leur gravité.

La *maladie de Bowen* vulvaire est un carcinome intra épithélial de la femme âgée qui se présente sous la forme d 'une plaque leucoplasique ou érythémato leucoplasique.
Le *carcinome épidermoïde* peut aussi se présenter comme une plaque leucoplasique responsable d'un prurit chronique.
Citons aussi la *maladie de Paget* et *l'adénocarcinome intra épithélial*.

Dans tous les cas il faut se méfier des lésions leucoplasiques uniques qui ne disparaissent pas voire qui progressent et ne pas hésiter à les biopsier.

L'homéopathie vient dans ces cas en appoint du traitement classique pour améliorer le confort de la patiente :
DOLICHOS PRURIENS, ARSENICUM ALBUM, BORAX ...

LES CAUSES GÉNÉRALES

Dans ces cas le prurit vulvaire est rarement isolé mais s'intègre plutôt dans un contexte de prurit chronique généralisé.

LES CAUSES MÉTABOLIQUES ET TOXIQUES

① hypercalcémie

Une hypercalcémie peut être responsable de prurit vulvaire.

② carence martiale

Une carence en fer, situation qui n'est finalement pas rare chez nos patientes peut aussi participer à un prurit généralisé ou ano génital. Le prurit précède ou accompagne l'anémie.
Les médicaments permettant de potentialiser le traitement martial pourront être :

CALCAREA PHOSPHORICA
-asthénie importante, céphalées, sueurs
-minceur, squelette fin, douleurs osseuses
-diarrhée associée
-hyperémotivité

CHINA
-asthénie marquée après saignement

FERRUM METALLICUM
-asthénie, pâleur, bouffées de chaleur, œdème
-vertiges, acouphènes, céphalée
-anxiété, irritabilité

KALIUM CARBONICUM
-pâleur, sueurs, dyspnée, œdèmes

NATRUM MURIATICUM
-sujet jeune
-amaigrissement malgré un bon appétit

PHOSPHORUS
-asthénie, pâleur
-tendance hémorragique favorisant l'anémie
-femme émotive, alternance d'agitation et d'épuisement

③ intoxication alcoolique

L'intoxication alcoolique peut donner entre autres symptômes un prurit vulvaire. Dans ce contexte on pensera en particuliers à :

LACHESIS

NUX VOMICA chez une femme au mode de vie sédentaire, irritable et nerveuse voire coléreuse, qui use et abuse des excitants comme tabac, café, alcool, avec des troubles digestifs à type de constipation.

SPIRITUS QUERCUS GLANDIUM (gland du chêne rouvre) qui antidote les mauvais effets de l'alcool.

LES CAUSES ALIMENTAIRES ET MÉDICAMENTEUSES

L'aspartame peut donner des prurits vulvaires.
Les allergènes alimentaires (tels que les fraises ou les crustacés), médicamenteux généraux ou topiques (vulvite caustique) peuvent aussi être en cause.

LES MALADIES GÉNÉRALES

① les pathologies hépatiques

La principale cause de prurit d'origine hépatique est la cholestase. Les principales causes de prurit cholestatique sont les hépatites virales, médicamenteuses et la cholestase de la grossesse.
Le prurit vulvaire s'inscrit en général dans un tableau de prurit généralisé.

Les autres causes hépatiques plus rares sont la lithiase biliaire, la pancréatite, la cirrhose biliaire primitive ou l'origine néoplasique notamment des cancers du pancréas ou du foie mais là encore le prurit vulvaire s'inscrit dans un contexte général particulier qui fait qu'il n'est pas un point d'appel mais un symptôme associé à d'autres.

A noter que la cirrhose éthylique et l'hémochromatose ne donnent habituellement pas de prurit.

Les médicaments de drainage hépatique

BRYONIA
-le prurit s'accompagne d'une sensation de chaleur
-aggravation vers 21 heures et au moindre exercice
-en cas d'éruption elle est aggravée par la chaleur et le toucher

DOLICHOS PRURIENS
-souvent quand **URTICA URENS** n'est pas efficace
-le prurit est intolérable sans aucune éruption
-aggravation la nuit empêchant le sommeil
-aggravation par le grattage, l'eau froide et la chaleur

FAGOPYRUM
-le prurit touche surtout les régions poilues
-aggravation vers 5-7 heures du matin, par le grattage
-amélioration par l'eau froide et le café
-un signe plus général est la sensation d'avoir les yeux tiré en avant

URTICA URENS
-le prurit est amélioré par les applications humides et l'hiver par temps de neige
-on peut retrouver une douleur à type de brulure de l'ovaire gauche

Les médicaments de congestion hépatique

LYCOPODIUM
Chez une femme irritable protestataire, anxieuse, coléreuse, émotive, manquant de confiance en elle, triste et déprimée. Les symptômes (prurit et troubles digestifs) sont aggravés en fin de journée entre 16 et 20 heures.

SEPIA
Chez une femme apathique, triste, indifférente, mélancolique et irritable. On retrouve des nausées matinales, une constipation, une inappétence pour le gras et le pain, une intolérance au lait qui provoque de la diarrhée.

② les dysthyroïdies

L'hyperthyroïdie s'accompagne d'un prurit dans 10% des cas. Il peut être isolé, généralisé, ou associé à une urticaire.

L'hypothyroïdie peut s'accompagner d'un prurit lié à la sécheresse cutanée.

③ les autres pathologies

Les autres pathologies générales pouvant donner lieu à un prurit isolé vulvaire ou général sont la maladie d'Addison, l'infection VIH, le Lupus Erythémateux Disséminé, la Maladie de Hodgkin, un syndrome paranéoplasique.

LE PRURIT VULVAIRE SINE MATERIA

Le prurit vulvaire qualifié de sine materia ou essentiel ou psychogène est un prurit pour lequel on ne retrouve pas de cause, qui ne présente pas vraiment de lésion hormis certaines lésions de grattage dont on fini d'ailleurs parfois par ne plus savoir si ce sont les conséquences ou les causes du prurit.
Le plus souvent on a dit à la patiente que « c'était psychologique », « dans la tête », souvent sans proposer une prise en charge psychothérapique qui pourrait dans bon nombre de cas être effectivement très utile. Les femmes arrivent alors avec le prurit vulvaire d'une part et le fardeau supplémentaire d'une cause possiblement psychologique assez nébuleuse ce qui sous entend la perspective d'un traitement long, difficile voire impossible à mettre en œuvre. Et l'impression de tourner en rond.
Il est indéniable que la prise en charge psychothérapique d'un prurit vulvaire aussi bien dans ces causes ou facteurs déclenchant que dans ses conséquences (couple, vie sociale) est très importante, encore faut il prendre le temps de le proposer en consultation. Il n'est pas toujours possible

d'évoquer cette possibilité thérapeutique lors d'une première consultation.

Après qu'on ai dit à une patiente que son prurit pouvait peut être rentrer dans une problématique d'ordre « psychologique », il y a en général plusieurs réactions : celles qui dénient immédiatement cette éventualité, ce sont celles d'expérience qui tireraient le meilleurs profit d'une telle prise en charge ; celles qui vous livrent alors un lourd secret ou une cause probable à laquelle elles avaient déjà réfléchi mais dont elles n'osaient pas parler ; enfin celles qui entendent cette possibilité étiologique et thérapeutique, mais qui expriment qu'elles ne sont pas prêtes à faire une démarche. La porte s'étant entrouverte il faudra penser à y revenir ultérieurement.

Les causes psychogènes ont à voir avec la carence affective, la dépression, plus rarement l'hypochondrie, l'anorexie mentale, l'hystérie ou la psychose.

L'homéopathie va permettre de proposer des médicaments de prurit mais aussi des médicaments d'émotion et de comportement.
Ils sont intéressants pour deux raisons dans ce contexte : pour leur efficacité symptomatique mais aussi pour leur soutien de la psychothérapie.

Le traitement allopathique du prurit vulvaire sine materia fait appel aux antihistaminiques, dermocorticoïdes, antidépresseurs, inhibiteur de la recapture de la sérotonine, émollients. Les topiques locaux anti prurigineux contiennent entre autre du camphre, du menthol, du phénol. A noter que les topiques locaux contenant des anti histaminiques sont déconseillés car pourvoyeurs de sensibilisation de contact. La capsaïcine en préparation magistrale utilisées dans les causes neuropathiques, agit en déplétant les terminaisons nerveuses des neuromédiateurs responsables de la transmission du prurit.

LES MÉDICAMENTS HABITUELS DE PRURIT

AGARICUS
-prurit douloureux à type de piqure comme par des aiguilles de glace
-aggravation après les rapports sexuels, avec brulure et sécheresse
-tics de la face, secousses spasmodiques des jambes
-symptômes en diagonale
-femme maladroite qui laisse tomber les objets des mains

ALUMINA
-intense sécheresse des muqueuses
-aggravation par la chaleur

ARSENICUM ALBUM
-vives sensations de brulure
-amélioration à la chaleur
-aggravation de 0h à 2h du matin et par le grattage

CARBOLICUM ACIDUM
-sensation de brulure
-signes digestifs en particulier flatulences, avec soif, besoin de stimulants et de tabac
-hypersensibilité de l'odorat

COLLINSONIA
-gonflement et coloration rouge foncée des parties génitales
-douleur en position assise, sensation de gonflement des lèvres et du clitoris
-prurit anal associé
-constipation
-hémorroïdes saignantes

CONIUM
-leucorrhées laiteuses corrosives
-parties génitales sensibles
-aggravation la nuit

-plutôt chez une femme vierge ménopausée avec vertiges en étant couchée et tremblements, dont les seins présentent des noyaux indurés

COPAÏVA OFFICINALIS
-prurit anal et vulvaire
-règles abondantes avec douleur irradiant dans l'os de la hanche, avec nausées

DOLICHOS PRURIENS
- aggravation à la chaleur et la nuit

FAGOPYRUM
-aggravation à la chaleur et par le grattage

HAMAMELIS
-vagin sensible
-leucorrhées abondantes
-sensation d'endolorissement

HELONIAS
-organes génitaux externes chauds, rouges, gonflés, qui brulent et démangent terriblement
-la femme sent son utérus, surtout en marchant
-leucorrhées blanches non irritantes
-dépression améliorée par la distraction

HYDRASTIS
-abondantes leucorrhées excoriantes

- leucorrhées qui s'aggravent après les règles et après les rapports sexuels
-aggravation la nuit, par la chaleur
-constipation et hémorroïdes

IGNATIA
-amélioration par le grattage
-présence de lésions de grattage
-douleurs paradoxales à début et fin brusques
-amélioration par la distraction
-femme émotive, incommodée par les fortes odeurs
-boule dans la gorge, clou dans la tête, spasme de la face
-soupirs et bâillements

KREOSOTUM
-vagin et vulve sont brulants
-aggravation au froid
-amélioration à la chaleur

LAC CANINUM
-impression d'un insecte rampant sur la grande lèvre
-alternance de latéralité

MERCURIUS SOLUBILIS
-brulure au contact de l'urine
-amélioration par l'eau froide
-aggravation la nuit et à la chaleur
-leucorrhées corrosives

-sueurs des organes génitaux externes avec mauvaise odeur

MEZEREUM
-le grattage entrainant une sensation de brulure
-le prurit change de place facilement
-aggravation par l'eau chaude
-amélioration par l'eau froide
-chez une femme qui se gratte jusque au sang

NITRICUM ACIDUM
-saignement facile au grattage avec des crevasses saignotantes de la jonction cutanéo-muqueuse
-sensation d'écharde
-condylomes associés
-leucorrhée corrosive de mauvaise odeur
-hémorroïdes présentant les mêmes sensations
-aggravation au froid

PICRICUM ACIDUM
-douleur de l'ovaire gauche
-leucorrhées avant les règles

RADIUM METALICUM
-règles irrégulières avec mal de dos
-sein droit douloureux soulagé par le massage énergique

SEPIA
-sensation de pesanteur pelvienne
-leucorrhées jaunes
-hémorroïdes
-intolérance au lait, dégoûts alimentaires
-femmes triste et apathique
-désintérêt sexuel

STAPHYSAGRIA
-prurit calmé par le grattage qui réapparait ensuite à un autre endroit avec une sensation de reptation
-hypersensibilité des organes génitaux, le plus léger attouchement étant perçu comme pénible
-femme fatiguée avec des cernes sous les yeux
-sensation de douleur dans l'urètre quand la femme n'urine pas et disparition de cette douleur quand l'urine passe

SULFUR
-prurit avec sensation de brulure
-aggravation par la chaleur et la nuit
-alternance psorique avec d'autres troubles

ZINCUM
-spasmes, tremblements, excitabilité au moindre bruit, jambes sans repos
-aggravation avant les règles
-dépression non améliorée par les excitants, d'ailleurs médicament aggravé par le vin

LES MÉDICAMENTS AVEC SENSATIONS VOLUPTUEUSES, EXCITATION SEXUELLE

AMBRA GRISEA
-démangeaisons voluptueuses des organes génitaux externes, encore plus agréable pendant les règles
-chez une femme hypersensible que la moindre émotion bouleverse et la musique fait pleurer
-aggravation à la chaleur
-prurit également des yeux et du larynx

CALADIUM
-prurit vulvaire associé à un violent désir sexuel poussant à l'orgasme

CANTHARIS
-prurit avec brulures très vives
-brulures vésicales associées
-le prurit vulvaire change de place continuellement comme si la femme était piquée par une puce
-rougeur et sensation de chaleur des organes génitaux externes
-amélioration à la chaleur
-aggravation au froid
-chez une femme plutôt ménopausée
-excitation sexuelle

COFFEA
-prurit vulvaire générateur de sensations voluptueuses
-aggravation la nuit, par le froid
-femme hypersensible de tous les sens et activité intellectuelle exagérée
-insomnie avec sommeil gêné par l'hyperidéation
-plus grande sensibilité aux émotions joyeuses que tristes
-tremblement des mains

KALIUM BICHROMICUM
-prurit vulvaire avec intense sensation de brulure
-excitation sexuelle

LILIUM TIGRINUM
-sensation de pesanteur pelvienne améliorée en soutenant la vulve avec les mains
-douleur de l'ovaire gauche, du sein gauche
-excitation sexuelle (≠ **SEPIA**)
-dépression, peur de la mort, manie religieuse

ORIGANUM
-prurit la nuit avec rêves érotiques
-chez une jeune femme
-narcissisme et maniérisme

PLATINA
-très vif désir sexuel et en même temps hyperesthésie locale et comportement hystérique surtout pendant l'acte sexuel
-prurit de la jeune fille
-aggravation la nuit (onanisme), par le repos, par la chaleur, pendant les règles et par un minime contact
-amélioration par le mouvement
-femme de mentalité orgueilleuse
-humeur changeante, avec idées funèbres dans les moments de tristesse

PLATINUM METALLICUM
-organes génitaux externes hypersensibles, picotements
-désir sexuel anormal et mélancolie

TARENTULA HISPANICA
-vulve sèche et brulante
-le prurit est violent plus particulièrement pendant les règles
-agitation extrême avec anxiété et violence, hyperexcitabilité générale, ne reste pas en place
-excitation sexuelle
-faiblesse générale

VISCUM ALBUM
-aggravation à la chaleur
-amélioration par la pression

XEROPHYLLUM
-amélioration par l'eau chaude
-aggravation par l'eau froide
-sensation de pesanteur pelvienne avec mal de dos
-excitation sexuelle (complémentaire de **LILIUM TIGRINUM**)

LE PRURIT VULVAIRE SELON LES PÉRIODES DE LA VIE

LA GROSSESSE

CALADIUM
-rêves lascifs, onanisme clitoridien
-amélioration en mangeant, par l'eau froide
-aggravation par le mouvement

CANTHARIS
-troubles urinaires associés

CHELIDONIUM
-contexte de cholestase

COLLINSONNIA
-prurit vulvaire et anal
-hémorroïdes saignantes

SEPIA
-hémorroïdes associées

L'ALLAITEMENT

SPIRANTHES
-inflammation vulvaire avec prurit et sécheresse vaginale

LES RÈGLES

① avant les règles

GRAPHITES
-prurit vulvaire avant les règles
-sécheresse vaginale pendant les règles
-transpiration pendant les règles
-toux et enrouement, coryza pendant les règles
-éructation, nausées avec malaise le matin pendant les règles
-douleur gastrique améliorée en mangeant pendant les règles
-grande faiblesse pendant les règles

-nombreux malaises le matin pendant les règles

LYCOPODIUM
-prurit vulvaire avant les règles
-baisse de l'appétit pendant les règles
-tristesse avant les règles
-douleur de l'ovaire droit pendant les règles

MERCURIUS SOLUBILIS
-prurit vulvaire avant les règles
-bouffées de chaleur avant les règles
-leucorrhées avant les règles
-selles visqueuses avec ténesme pendant les règles

② **pendant les règles**

HEPAR SULFUR
-prurit vulvaire pendant les règles
-prurit des mamelons pendant les règles

KREOSOTUM
-brulure dans le vagin et sur la vulve avec prurit aggravé par le grattage pendant les règles
-acouphènes, surdité avant les règles
-agitation avant les règles
-céphalées occipitales avant les règles
-tintements dans la tête avant les règles
-gonflement des lèvres et irritation après les règles

SILICEA
-prurit vulvaire pendant les règles
-refroidissement complet du corps et désir être couvert pendant les règles
-constipation avant, pendant, et après les règles
-brulure et éruption sur la face interne des cuisses pendant les règles

③ après les règles

FERRUM METALLICUM
-prurit après les règles amélioré par l'eau froide
-tintement dans les oreilles avant les règles
-bouffées de chaleur avant les règles
-grande fatigue pendant les règles

PHOSPHORICUM ACIDUM
-pertes blanc jaune avec prurit après les règles
-douleur dans le foie pendant les règles

④ avant et après les règles

CALCAREA CARBONICA OSTREARUM
-brulure et prurit des organes génitaux externes avant et après les règles

-refroidissement complet du corps avec cependant grand désir d'air frais pendant les règles
-sensation de bas froids et humides pendant les règles
-douleur dentaire pendant les règles
-vertiges pendant les règles
-frissons avant les règles
-céphalées avant les règles
-seins sensibles et gonflés avant les règles
-leucorrhées avant les règles

LA MÉNOPAUSE

Sont en cause la sécheresse vulvo vaginale due à la carence ostrogénique, les traitements comme ceux du cancer du sein, le lichen scléro atrophique.

ACTAEA RACEMOSA
-aggravation pendant les règles
-amélioration en mangeant
-comme **LACHESIS** alternance excitation dépression mais les symptômes mentaux s'améliorent quand les symptômes physiques (en particulier la douleur) apparaissent
-en phase d'excitation peur de devenir folle, sensation que la tête est entourée de nuages
-en phase dépressive insomnie et inquiétude

ALUMINA
-prurit avec lésions scléreuses sèches
-sécheresse cutanée et muqueuse

GRAPHITES
-femme grasse, apathique, frileuse, impressionnable, allure masculine, frigidité

LACHESIS
-amélioration en cas d'écoulement
-aggravation par le sommeil
-amélioration par les applications froides (≠**SEPIA**)
-alternance excitation / dépression

PETROLEUM
-peau sèche et rugueuse
-éruption suintante, prurigineuse et brulante localisée aux organes génitaux externe mais aussi retro auriculaire, cuir chevelu ou bouts des doigts
-vertiges le matin
-céphalée occipitales

PLUMBUM
-hyperesthésie vulvo-vaginale
-alternance de constipation et de diarrhée

RADIUM BROMATUM
-association à des douleurs vertébrales
-antécédent de radiothérapie

SEPIA
-amélioration par les applications chaudes (≠**LACHESIS**)

SULFUR
-alternance et périodicité
-aggravation à la chaleur

THUYA
-tuméfaction des grandes lèvres
- lichenification

LES CONSEILS HYGIÉNO-DIÉTÉTIQUES, LES SOINS LOCAUX ET LES PETITS MOYENS

LES CONSEILS HYGIÉNO-DIÉTÉTIQUES

L'eau fraîche est le plus simple des antiprurigineux locaux. Il faut privilégier les savons surgras ou alcalins, préférer les vêtements en coton pas trop serrés ou trop chauds.
Les excitants (comme l'alcool, le tabac, le thé, les épices), les boissons chaudes, les fruits acides favorisent le prurit.

Penser à avoir un apport suffisant de magnésium qui soigne la peau et améliore les prurits.
Enfin les ongles doivent être coupés courts pour éviter les lésions de grattage.

LES TRAITEMENTS LOCAUX

La **pommade au CALENDULA** sur les lésions de grattage permettra d'éviter les surinfectons et de favoriser la cicatrisation.
On peut demander une **préparation de TM de CAPSICUM 12,5 g et VASELINE 37,5g**, la première application est un peu douloureuse mais on peut attendre une amélioration du prurit en quelques jours.
On peut aussi tenter d'appliquer plusieurs fois par jour une **infusion de camomille** : infuser 50g de fleurs séchées de camomille pendant 10 minutes dans 1 litre d'eau sur la vulve et en cas de prurit vaginal faire des instillations de **THUYA TM** 5 gouttes 2 fois par jour diluées dans de l'eau.

Le traitement allopathique fait appel à des produits topiques contenant le plus souvent du glycocolle, de la calamine, ou des acides gras essentiels. Les corticoïdes locaux sont largement prescrits mais leur utilisation doit toutefois être limitée dans le temps et l'espace.

LES HUILES ESSENTIELLES

CAMOMILLE ROMAINE
Elle a des propriétés calmantes pour le système nerveux, anti inflammatoire, facilitatrice de l'évacuation de la bile, apaisante des démangeaisons, anti allergique, anti parasitaire et anti fongique.
Elle s'utilise en mettant une dizaine de gouttes dans l'eau du bain, ou sur la peau en mélangeant avec une huile végétale pour moitié (amande ou olive par exemple), ou en avalant 1 à 2 gouttes directement sous la langue 3 fois par jour.

LAVANDE VRAIE
Elle a des propriétés apaisante anti inflammatoire, antalgique, cicatrisante, régénératrice de la peau, antiseptique, antibactérienne.
Elle s'utilise en bain en mélange avec la camomille ou directement sur la peau ou en absorption 2 à 3 gouttes 3 fois par jour.

MENTHE POIVREE
Elle a des propriétés de décongestion du foie, de désintoxication de l'organisme, antiseptique, anti bactérienne, anti fongique.
Elle peut s'appliquer directement sur la peau 3 gouttes avec 10 gouttes d'huile de CALENDULA à frictionner

plusieurs fois par jour ou par voie buccale 2 ou 3 gouttes 3 fois par jour.

ESTRAGON

Elle calme l'anxiété, stimule l'activité hépatique, est anti inflammatoire.
Elle s'utilise en bain ou par voie buccale 2 gouttes 3 fois par jour.

BIBLIOGRAPHIE

-LEA DE MATTOS : LE PRURIT VULVAIRE
Travaux du centre homéopathique de France publié sous la direction de Léon Vannier « monographies thérapeutiques », éditions Doin

-M.GUERMONPREZ : MATIERE MEDICALE HOMEOPATHIQUE, éditions Boiron

-W.BOERICKE : MATIERE MEDICALE, éditions Similia

-D.DEMARQUE, J.JOUANNY, B.POITEVIN, Y.SAINT-JEAN : PHARMACOLOGIE ET MATIERE MEDICALE HOMEOPATHIQUE, éditons CEDH

-L.VANNIER, J.POIRIER : PRECIS DE MATIERE MEDICALE HOMEOPATHIQUE, éditions CEDH

-M.TETAU : TRAITE DE DERMATOLOGIE HOMEOPATHIQUE, éditions Similia

-L.MISERY : THERAPEUTIQUE DERMATOLOGIQUE
Médecine-Sciences Flammarion 2001

-CORDOLIANI prurit: orientation diagnostique et thérapeutique, EMC Elsevier Masson 2010

-CAHIERS DE BIOTHERAPIE syndrome métabolique et nutrition, juillet2010 ; numéro 222

-CAHIERS DE BIOTHERAPIE le petit bassin, octobre-novembre 2002 ; numéro178

-ANNALES DE DERMATOLOGIE ET DE VENEROLOGIE, octobre 2005 ; vol 132, n°SUP10 : 206-210

-RENAUD-VILMER ulcérations vulvaires. *réalités en gynécologie obstétrique*, janvier-février 2011 ; #151 : 19-25

-TANJA GISELA BOHL Overview of vulvar pruritus through the life cycle. *clinical obstetrics and gynecology*, december 2005 ; vol 48, n°4 : 786-807

-DEHEN prurit vulvaire aigu et chronique : quelle étiologie ? *gynécologie et obstétrique pratique*, juin 2010 ; n° 226 : 10-12

-site du Dr SEROR www.homeoint.org thérapeutique homéopathique pratique, prurit vulvaire par le Dr KOLLITSCH

-site www.medecine-integree.com

-site www.santenature.over-blog.com

TABLE DES MATIÈRES

AVANT-PROPOS...9

QUELQUES MOTS SUR L'HOMÉOPATHIE...13

INTERROGATOIRE ET BILAN DEVANT UN PRURIT VULVAIRE...17
    L'INTERROGATOIRE...17
    LE BILAN...19

LES VULVO VAGINITES...21
    LES MÉDICAMENTS DE VULVO VAGINITES...21
    CAS PARTICULIER DES MYCOSES...23
        les médicaments symptomatiques...25
        le biothérapique *candida albicans*...26
        les médicaments du terrain...26
        la flore vaginale...29
        les conseils de mode de vie...29
    LES INFECTIONS Ă TRICHOMONAS...30
    LES CONDYLOMES...30
    L'HERPÈS...31

LES CAUSES DERMATOLOGIQUES...35
    LES CAUSES PARASITAIRES...35
        les vers...35
        la pédiculose pubienne ou phtiriase...35

la gale...36
l'eczéma marginé de hébra...36
LE LICHEN...37
LE PSORIASIS...39
le traitement symptomatique...39
le traitement de fond...41
LA MALADIE DE FOX FORDYCE...41
LA DERMITE SÉBORRHÉIQUE...42
L'ECZÉMA...42
eczéma avec éruption érythémateuse...43
eczéma avec croutes...44
eczéma avec vésicules...45
eczéma avec pustules...47
LES CANCERS DE LA PEAU...48

LES CAUSES GÉNÉRALES...49
LES CAUSES MÉTABOLIQUES ET TOXIQUES...49
hypercalcémie...49
carence martiale...50
intoxication alcoolique...51
LES CAUSES ALIMENTAIRES ET MÉDICAMENTEUSES...52
LES MALADIES GÉNÉRALES...52
Les pathologies hépatiques...52
Les dysthyroïdies...54
Les autres pathologies...55

LE PRURIT VULVAIRE SINE MATERIA...57
LES MÉDICAMENTS HABITUELS DE PRURIT...59
LES MÉDICAMENTS AVEC SENSATIONS VOLUPTUEUSES,
EXCITATION SEXUELLE...65

LE PRURIT VULVAIRE SELON LES PÉRIODES DE LA VIE...69
LA GROSSESSE...69

L'ALLAITEMENT...70
LES RÈGLES...70
avant les règles...70
pendant les règles...71
après les règles...72
avant et après les règles...72
LA MÉNOPAUSE...73

LES CONSEILS HYGIÉNO DIÉTÉTIQUES, LES SOINS LOCAUX ET LES PETITS MOYENS...77
LES CONSEILS HYGIÉNO- DIÉTÉTIQUES...77
LES TRAITEMENTS LOCAUX...78
LES HUILES ESSENTIELLES...79

BIBLIOGRAPHIE...81

TABLE DES MATIÈRES...83